LES EAUX

ET

L'HYGIÈNE PUBLIQUE

PAR

Le D' JULES MEUGY

de Rethel (Ardennes).

PÉTITION AU SÉNAT FRANÇAIS

(SESSION DE 1866)

PARIS

E. DENTU, LIBRAIRE

PALAIS-ROYAL, 17 ET 19, GALERIE D'ORLÉANS

1866

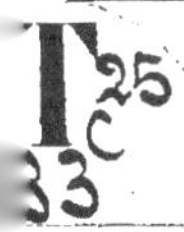

LES EAUX

ET

L'HYGIÈNE PUBLIQUE

PAR

Le Dr Jules MEUGY

de Rethel (Ardennes).

PÉTITION AU SÉNAT FRANÇAIS

(Session de 1866)

PARIS

E. DENTU, LIBRAIRE

PALAIS-ROYAL, 17 ET 19, GALERIE D'ORLÉANS

1866

LES AEÚX

ET

L'HYGIÈNE PUBLIQUE

Aimons notre prochain comme nous-même.
(MAXIME ÉVANGÉLIQUE.)

Le domaine de l'hygiène est immense ; son rôle, dans la vie physique des individus comme dans celle des peuples, est de la plus haute importance. Conserver et perfectionner la santé des membres d'une famille, des habitants d'une cité, des citoyens d'une nation, voilà sa mission. Elle est pour le corps ce que la religion est pour l'âme.

Non-seulement l'hygiène est de tous les temps, de tous les âges, de tous les pays ; mais encore, prenant chaque être à sa naissance, elle l'accompagne jusqu'à sa mort. Elle dort côte à côte avec le nouveau-né, et veille sur lui dans son berceau ; adulte, elle le suit dans la vie et l'y protége encore ; vieillard, elle le conduit lentement et doucement au tombeau, et s'enferme avec lui dans le cercueil.

Née avec le premier homme, l'hygiène durera autant que l'humanité elle-même d'avec laquelle elle est inséparable. Comme la Providence divine qui préside au mécanisme de l'univers, elle est une sorte de Providence humaine qui préside au mécanisme de ce monde en petit, qui constitue l'homme. Tous les soins, tous les conseils que donne une mère à son enfant, elle les pro-

digue au corps humain, qui, bien souvent, reste sourd
à sa voix et la paye d'ingratitude.

Ainsi son importance et sa valeur sont incontestables.
Et l'on peut dire avec vérité : pas d'humanité sans hygiène. Si l'homme doit préserver son âme de tous les
dangers qui la menacent, il doit soigner aussi son corps
avec une même sollicitude. « Guenille, si l'on veut ; ma
guenille m'est chère. » Or, il trouve en lui comme autour de lui une foule d'ennemis visibles ou invisibles,
palpables ou impalpables, qui ne cessent de l'assiéger et
qui tendent presque sans relâche à amener un divorce
entre son corps et son âme.

Dans tout ce qui se fait de grand et d'utile, l'hygiène
apparaît comme une égide tutélaire, comme un protec-
teur charitable et dévoué. Elle a des droits imprescrip-
tibles, mais elle ne s'en sert que dans un but louable et
généreux. Partout il faut compter avec elle ; mais compter comme avec un ami fidèle et serviable, et non comme
avec un maître exigeant et sévère. Partout elle met son ca-
chet bienfaisant, elle met sa marque salutaire. Rien n'est
bon sans elle ; avec elle, rien n'est mauvais. Portant dans
ses mains maternelles et savantes le noble étendard de
la salubrité, elle marche à la tête des saints progrès,
écartant de la route les pierres d'achoppement qui font
trébucher, et les ronces qui nous déchirent les pieds,
aplanissant les obstacles, et réduisant à l'impuissance
les ennemis de toute nature qui s'attaquent à la vie des
hommes.

Il n'est pas une œuvre matérielle à laquelle elle ne
préside et ne coopère. L'église et le cimetière, le théâtre
et l'hôpital, la caserne et l'école, le tribunal et la prison,
la halle et l'abattoir, les égouts et les squares, le pavage
et l'éclairage, tout subit son contrôle, tout passe à sa
filière, tout reçoit son apostille. C'est d'après ses sages

conseils qu'on draine les terres humides, qu'on dessèche les marais, qu'on reboise les hauteurs, qu'on utilise certains engrais, qu'on éloigne des villes les industries insalubres. Enfin, non contente d'étudier jusque l'air lui-même que nous respirons, c'est encore à elle que nous devons la pureté de nos aliments et de nos boissons. L'examen rigoureux auquel elle se livre tous les jours de l'année, empêche que ces matières de première nécessité ne nous soient fournies falsifiées ou gâtées, ce qui serait dès lors une cause de maladies.

Les questions d'hygiène sont donc palpitantes d'intérêt, en ce sens qu'elles concernent, non pas seulement quelques individus, mais tous les hommes sans exception. Chacun de nous se rattache à elle par un ou plusieurs points, car il est matériellement impossible de se soustraire à son action. Mais nous n'avons pas la prétention de parcourir en tous sens le champ immense de l'hygiène, pour l'étudier dans toutes ses parties et dans tous leurs détails. Un pareil travail serait au-dessus de nos forces; et sa longueur exagérée lui ôterait tout intérêt. Nous nous contenterons de cueillir dans ce beau et salubre jardin de l'hygiène, une simple et modeste fleur, mais une des plus belles et des plus précieuses. Et, botaniste moral, nous tâcherons de l'analyser en l'examinant à la loupe de l'intelligence, tenue par la noblesse du cœur et éclairée par l'amour du bien public.

La question sur laquelle nous demandons la permission de prendre la plume, sur laquelle nous désirons très-humblement et avec tout le respect et toute la déférence possibles appeler la généreuse et impartiale attention de l'autorité, est la question des eaux potables. Peu de sujets sont plus intéressants que celui-là ! Tout ensemble bien vieux et bien nouveau, il tient dans l'hygiène une des premières places qu'il doit à l'importance de son rôle.

L'eau est en effet pour l'homme d'une utilité absolue et incontestable. Elle lui est indispensable au jeu des fonctions et à l'entretien de la vie. C'est pour lui un besoin de tous les instants, et l'on peut dire que sans elle il ne pourrait vivre.

Nous allons donc examiner les eaux en général, les eaux potables en particulier, leurs caractères, leur utilité, leur distribution. Ce sera l'objet de trois chapitres.

CHAPITRE PREMIER

L'eau, et surtout l'eau potable, est encore pour l'humanité un des meilleurs bienfaits de Dieu. Aucun autre liquide ne pourrait lui rendre les mêmes services. Il semble véritablement qu'elles aient été créées l'une pour l'autre. En effet, l'homme en contient les deux tiers de son poids. Elle est pour lui d'une indispensable nécessité ; car c'est elle qui sert à la digestion, à l'absorption, aux excrétions, toutes fonctions organiques qui, sans elle, seraient impossibles.

Son emploi est si général, si journalier, qu'on se passerait plutôt d'aliments que d'eau. En tenant compte de la proportion qui s'en trouve dans le lait et les boissons de table, un adulte, pour être bien portant, doit s'ingurgiter deux litres d'eau dans les vingt-quatre heures ; une femme, un litre et demi ; et un enfant, un litre. L'expérience et l'observation ont démontré l'exactitude de ces faits.

Quand on boit trop ou trop peu d'eau, il peut en résulter des inconvénients fâcheux pour la santé. C'est ainsi que les personnes qui boivent trop peu d'eau, voient peu à peu leurs sécrétions se ralentir. Prenons les deux principales sécrétions, l'urinaire et la salivaire. La première en diminuant devient plus irritante. Cette irritation provoque à son tour des douleurs de reins et de vessie. En même temps il peut se former des dépôts d'acide urique, et, par suite, naître une tendance à la gravelle.

Pour la sécrétion salivaire, en devenant insuffisante, elle rend la bouche acide, et prédispose aux aphthes, aux ulcères des gencives et à la carie des dents.

Quant à ceux qui boivent de l'eau avec excès, leur constitution peut insensiblement en éprouver un affaiblissement général, et amener un état de chlorose et d'hydrémie. Le mieux, c'est d'user d'une boisson mixte, contenant parties égales de vin et d'eau. C'est à la fois rafraîchissant, sain et généreux, *confortat cerebrum, confortat cætera membra*.

Mais il ne suffit pas, pour être bien portant, de faire usage en vingt-quatre heures d'un volume d'eau déterminé approximativement. Il est encore un autre caractère essentiel que celle-ci doit présenter de toute nécessité. Il faut que cette eau soit saine. A la quantité il faut joindre la qualité. On comprend aisément que la qualité prime tout, et que, sans elle, il ne pourrait y avoir d'eau potable. L'usage continu de mauvaises eaux pourrait amener à la longue des maladies chroniques, diathésiques et héréditaires, ainsi que des dégénérescences. Ainsi il est certain, aujourd'hui, que le goître, l'idiotie, le crétinisme, la scrofule, le cancer, se développent sous une influence de cette nature.

Il y a sur la terre bien des variétés d'eaux, présentant entre elles d'énormes différences, soit dans leur composition, soit dans leur température. Au premier abord, cela paraît si confus, si embrouillé, que cela ressemble à un véritable écheveau de fils emmêlé d'une façon inextricable. Mais peu à peu, avec de la réflexion et de la persévérance, tout s'éclaircit, la lumière se fait, les difficultés disparaissent. La synthèse recompose ce qu'avait décomposé l'analyse, et la généralisation groupe les faits en faisceaux et tire de là des principes et des lois.

En contemplant synthétiquement la multitude des eaux répandues sur la terre, que voit-on? Quel est le premier grand fait qui frappe l'esprit? Ce qu'on voit d'abord très-clairement, c'est qu'il y en a deux grandes classes bien distinctes : les unes sont potables, les autres non potables. Les premières seules peuvent être employées pour la nourriture de l'homme. Des secondes, les unes ne peuvent être employées que pour certaines maladies, les autres ne peuvent pas l'être du tout.

Cette dernière classe d'eaux comprend les eaux minérales, eaux médicamenteuses, thermales ou non thermales. Leur nombre est immense, et elles diffèrent toutes les unes des autres. Elles tirent leur nom ou des pays où on les exploite, ou des substances chimiques qu'elles contiennent en excès et qui leur donnent les propriétés thérapeutiques dont elles jouissent. C'est ainsi qu'on dit tantôt eaux de Vichy, eaux de Plombières, eaux d'Enghien, eaux du Mont-Dore; tantôt eaux sulfureuses, eaux ferrugineuses, eaux magnésiennes, eaux carbonatées. Elles sont impropres à servir aux besoins divers qui, journellement dans les familles, nécessitent l'emploi de l'eau. Associées aux aliments, tels que le lait, le pain, le vin et le reste, elles les gâteraient et les feraient prendre en dégoût. Nous croyons devoir ranger dans cette classe l'eau de mer qui est essentiellement minérale, par suite du chlorure de sodium qu'elle contient, et laquelle ne peut servir à l'alimentation.

Ne traitant ici que la question d'hygiène, nous n'avons pas à nous occuper de ces eaux minérales, dont l'histoire appartient à la fois à la thérapeutique et à la pathologie. Nous écrivons aujourd'hui pour les gens bien portants et non pour les malades. Nous avons en vue un aliment et non un médicament. C'est sur l'eau de la santé et non sur l'eau de la maladie que nous appelons l'attention.

Les eaux de la première classe, les seules qui nous occupent dans ce travail, sont les eaux potables proprement dites. Elles existent partout à profusion ; et le Créateur en a doté la terre avec une libéralité merveilleuse. Chargées de satisfaire à des besoins sans cesse renaissants, elles ne font jamais défaut à leur salutaire mission, et renaissent, pour ainsi dire, comme nos besoins eux-mêmes. Soit qu'elles coulent à ciel ouvert, soit qu'elles restent souterraines, il est toujours facile aux gens industrieux et intelligents de les saisir et de s'en rendre maîtres. Car, évidemment, Dieu n'a pas voulu que l'homme créé par lui en manquât jamais. Rien n'est l'effet du hasard. Tout est corrélatif et subordonné dans la création. L'œil est fait pour la lumière, comme la lumière est faite pour l'œil. De même l'homme, qui contient les deux tiers de son poids d'eau, devait trouver, sur le globe qu'il habite, de quoi réparer ses pertes quotidiennes.

Ces eaux potables sont aussi très-nombreuses ; et elles se ressemblent à peu près toutes pour leur composition moléculaire. Si elles diffèrent un peu entre elles, la différence est très-minime. On ne peut donc les désigner d'après leurs caractères chimiques, puisqu'ils ne s'y montrent qu'en proportion infinitésimale. Mais on les nomme d'après leurs caractères physiques et telluriques, c'est-à-dire d'après le terrain qu'elles occupent et la forme qu'elles affectent. C'est ainsi qu'on dit fleuve, rivière, canal, pluie, lac, étang, source, fontaine, marais, mare, citerne et puits.

L'élément principal de ces eaux est le même chez toutes. Elles resteraient constamment identiques et semblables entre elles, si quelques-unes, le plus grand nombre, ne retenaient des matières étrangères de diverses natures qui, en les imprégnant, en modifient plus ou moins la composition. Toutes ne sont donc pas pures, et la pureté de l'eau, on le comprend, est nécessaire à sa bonté.

Il y a des cours d'eaux dessous la terre comme il y en a dessus. Ces eaux souterraines traversent nécessairement des couches géologiques qui ne sont pas toujours uniformes, mais dont la structure minéralogique peut varier dans ses éléments. A force de glisser sur ces couches plus ou moins stratifiées, et d'être en contact avec elles, l'eau, par ce frottement continu qu'il exerce sur elles, finit par s'en charger un peu, tenant en dissolution les substances qui sont solubles, et en suspension celles qui ne le sont pas. C'est là un fait incontestable, prouvé par l'analyse chimique.

Outre l'effet chimique, il y a aussi l'effet physique coïncidant avec le premier, qui en rend parfaitement compte et en donne l'explication. Voyez cette rivière qui coule à l'air libre sur un lit de gravier. Qu'est-ce qui a rendu ronds et si polis les cailloux qu'elle charie? C'est l'action continue du courant qui frotte perpétuellement sur eux et les use lentement. Le même phénomène se passe également dans les cours d'eaux souterrains.

L'eau chimiquement pure, l'eau distillée, ne doit contenir et ne contient que ceci : deux parties d'hydrogène pour une partie d'oxygène. C'est ce qu'on appelle du protoxyde d'hydrogène. Mais, hâtons-nous de le dire, on ne peut l'obtenir ainsi qu'artificiellement, par des procédés de laboratoire. Elle n'existe pas à cet état dans la nature, puisqu'elle s'y trouve toujours en contact avec quelque chose qui n'est pas elle, avec des substances dont elle s'imprègne plus ou moins.

Si toutes ces matières étaient mauvaises, il n'y aurait

pas sur terre d'eaux potables. L'homme ne pourrait vivre. Il serait en proie à mille maux, et son existence n'ayant pas sa raison d'être, ne se comprenant pas, la création serait un non-sens.

Mais heureusement il est loin d'en être ainsi : ces eaux, qui paraissent impures chimiquement, sont au contraire excellentes pour l'homme. Il y a plus, c'est qu'elles sont pour lui préférables à l'eau distillée. Si l'on n'avait à boire que de l'eau distillée, la santé s'altérerait. En effet, l'économie n'y trouverait pas suffisamment les éléments nécessaires à sa nutrition, les matériaux dont elle a besoin pour réparer ses pertes. Or, Dieu n'a pas voulu que sa créature pût péricliter, et c'est pour la conserver qu'il lui a donné le pouvoir d'user avec fruit des eaux potables telles que nous les voyons dans la nature. De sorte que, loin d'altérer l'eau, les matières qu'elle contient la bonifient.

Quelles sont donc les matières qui se trouvent ou qui peuvent se trouver forcément dans les eaux? Elles sont de deux sortes. Il y a des matières gazeuses et des matières fixes. Les matières gazeuses sont, en général, l'oxygène et l'acide carbonique. Elles leur viennent de l'atmosphère. Ces gaz ne sont pas mauvais pour l'eau ; au contraire, ils lui donnent une saveur agréable et facilitent la digestion, comme le fait l'eau de Seltz.

Pour les matières fixes, il faut faire une distinction. Il y en a deux espèces, les unes bonnes, les autres mauvaises. Les matières fixes qui sont bonnes et ne nuisent pas à la qualité de l'eau sont des sels métalliques et des substances minérales que l'on étudie en chimie. Ainsi, par exemple, on y trouve de la silice, des phosphates, des sulfates, des azotates, des bromures, des iodures, du fer, de la soude, de la magnésie. Seulement ces matières ne doivent s'y trouver et ne s'y trouvent réellement que dans une proportion infiniment petite. On l'a évaluée à un demi-gramme par litre. Dans ces conditions, l'eau est bonne et saine.

Les matières fixes qui sont mauvaises et nuisent à la qualité de l'eau sont les matières organiques. Elles ne sont bonnes qu'aux plantes. Elles viennent de deux sources, soit de la décomposition de matières animales, soit de la décomposition de matières végétales. Cette décomposition se fait surtout par les chaleurs. De là naissent souvent des effluves que l'air charie et avec elles les maladies palustres et intermittentes. Ces eaux ne sont pas transparentes, et se putréfient facilement. Elles sont très-mauvaises et doivent être proscrites impitoyablement de l'alimentation. Dans les villes il y a beaucoup de matières animales qui s'y décomposent. Il est alors nécessaire ou de les faire enlever par le boueur, ou d'avoir des égouts qui les poussent à la rivière, dans l'intérêt de la santé publique.

De toutes les eaux dont nous avons parlé, les meilleures à boire, celles qui contiennent le moins de matières organiques, sont certainement les eaux de source. Elles sont limpides, fraîches, agréables au goût. Elles constituent une boisson très-saine et très-précieuse pour l'homme.

A côté d'elles, nous placerons immédiatement les eaux de fontaines et de puits, de bons puits, bien entendu. Elles sont sous terre ce que les sources sont dessus. Ce sont des cours d'eaux souterrains. Les unes et les autres ont ce précieux mérite de pouvoir être prises sans être filtrées, condition d'une grande valeur et d'une importance capitale.

Les eaux de pluie sont excellentes. Leur seul inconvénient c'est qu'on ne peut en avoir quand et comme on veut, et qu'il est difficile d'en recueillir une assez grande masse à la fois. Nous les mettrons donc de côté.

Quant aux eaux de fleuves, de rivières, de ruisseaux, de canaux et de lacs, nous ne les admettons pas comme eaux potables. Sans être absolument mauvaises, elles sont souvent altérées, suivant les saisons et l'élévation de leur niveau. L'été elles sont chaudes, et contiennent beaucoup de matières organiques, surtout dans les villes. Elles sont presque continuellement souillées par les ordures de toutes sortes et les immondices qu'on y jette. Outre les eaux ménagères et les déjections d'une partie de la ville, elles reçoivent souvent aussi les eaux grasses des fabriques de laine, les eaux fétides des sucreries, celles des teintureries, des abattoirs, et presque toujours les corps des animaux morts, surtout ceux des chats et des chiens. Il est facile de comprendre que tout cela n'est pas fait pour bonifier l'eau et pour engager les gens, soucieux de leur santé, à s'en servir comme boisson. L'eau la plus potable cesserait de l'être avec de pareilles impuretés. En pareil cas, la filtration même serait insuffisante. D'ailleurs, la nécessité de filtrer l'eau est un inconvénient majeur, puisqu'elle impose à son tour la nécessité de construire des appareils très-grands et extrêmement coûteux pour élever l'eau, l'emmagasiner, la filtrer et la distribuer.

Pour les citernes, nous n'en admettons pas l'usage pour l'homme, parce qu'elles sont trop stagnantes et qu'on peut avoir beaucoup mieux que cela. Enfin, pour ce qui est des mares, des marécages, des étangs, nous les rejetons comme possédant des eaux complétement mauvaises, malsaines, et non potables au premier chef.

En définitive, les caractères d'une bonne eau sont les suivants : il faut qu'elle soit limpide, transparente, inodore, tempérée en hiver, fraîche en été, d'une saveur agréable au goût, et un peu aérée ; elle doit dissoudre

le savon sans former de grumeaux et bien cuire les
légumes ; elle ne doit pas contenir de matières organiques. Enfin elle ne doit se troubler que très-légèrement
par l'azotate d'argent et par le chlorure de baryum. Si
l'eau était fortement troublée par eux, c'est qu'elle con-
tiendrait une trop grande proportion de chlorures et de
sulfates. Ces sels en excès la rendraient mauvaise.

En finissant ce chapitre, nous rappellerons par les
deux aphorismes suivants de l'école de Salerne qu'il ne
faut, pour se bien porter, ni boire sans soif, ni boire
entre les repas :

Non bibe non sitiens, et non comedas saturatus.
Ut minus ægrotes, non inter fercula potes.

CHAPITRE II

Ce chapitre pourrait, à la rigueur, être supprimé sans aucun inconvénient. Nous savons parfaitement que, sans lui, le travail que nous avons entrepris serait tout aussi complet. Cependant nous croyons devoir le conserver pour deux raisons. D'abord, c'est qu'il présente dans un tableau rapide, dans une sorte de panorama hydraulique, un faisceau d'arguments qui prouvent l'utilité, l'importance et la valeur de l'eau. En second lieu, de même que le jus de citron donne à certains mêts trop fades une saveur agréable qui plaît au goût, de même ici l'originalité de la narration rend plus attrayant un sujet qui par lui-même est froid et monotone. On ne peut être blâmable de donner à un fonds utile une forme intéressante. La littérature est une reine qui doit briller et par la noblesse de son esprit et par l'éclat de sa toilette. La soie, l'or et les diamants doivent être sa parure. Sans ces ornements précieux dont le style la décore, elle ne saurait plaire, quand bien même elle aurait dans le cœur les meilleurs conseils et dans l'esprit les plus sages leçons.

Les bienfaits que l'homme reçoit des eaux sont innombrables. Il faudrait des volumes pour peindre, sans en rien oublier, leur utilité et leur importance. Mais nous ne pouvons nous donner cette latitude, notre travail devant être forcément circonscrit dans d'étroites limites. D'ailleurs, nous écrivons pour les gens du monde plutôt encore que pour les savants. Nous nous bornerons donc à énumérer succinctement et à décrire de notre mieux quelques-uns des nombreux avantages que les eaux présentent et des précieux services qu'elles rendent, suivant le point de vue où l'on se place.

Il y a, en effet, dans les eaux comme dans le christianisme un génie bienfaisant qui, sous mille formes charmantes, tâche toujours de se faire aimer. Il semble s'ingénier à faire le bien de toutes manières. Et alors même qu'il change de physionomie et de langage, c'est toujours un but utile qu'il poursuit, une bonne œuvre qu'il cherche à faire. Nous n'avons donc qu'à le suivre dans sa marche infatigable ; et citer ses actes, énoncer ses faits et gestes, c'est proclamer ses mérites.

Voici d'abord le printemps. C'est le réveil de la nature. Elle sourit à Dieu comme un enfant à sa mère. Les lilas et les roses embaument les airs. Le ruisseau coule mollement dans la plaine, à la fois plaisir des yeux et fraîcheur de la prairie. Les oiseaux chantent dans leurs nids ; et les nids sont cachés dans les buissons. La terre est nubile. De sa séve féconde sortiront bientôt les plus riches moissons, et de ses vertes mamelles coulera le lait intarissable dont elle abreuve le genre humain. Au matin, la goutte de rosée scintille comme une perle précieuse dans le calice des fleurs. Mais la goutte de rosée est plus utile à la fleur que la perle n'est utile à l'homme.

Transportons-nous maintenant dans les jardins publics. Les enfants y jouent à qui mieux mieux. Sur les flots paisibles de l'étang où nage le poisson rouge qui vient humer l'air à fleur d'eau, et où se promène fier et majestueux le cygne au blanc plumage, les espiègles innocents lancent leurs petits bateaux sous les yeux de leur mère souriante. C'est une flotte lilliputienne, mais qui a du moins ce privilége de pouvoir essuyer des naufrages sans périr. D'autres enfants font des bulles de savon : ces jolis globes irisés montent gracieusement dans l'air, qui semble les porter avec amour ; puis tout à coup ils éclatent, tombent en poussière et disparaissent : saisissante image des illusions humaines, de la vanité des projets, de l'incertitude de l'avenir, de la déception des grandeurs, du néant de la gloire ! L'eau peut donc servir aux jeux des enfants.

Puis quand le soleil touche au zénith, qu'une chaleur torride dessèche et brûle les cités, et que les moissons jaunissantes mûrissent sur le sol gercé, quel plaisir on éprouve alors à se plonger dans les eaux du fleuve ! Quelle jouissance exquise vous procure le noble et sain exercice de la natation ! Comme on se sent fort et svelte en sortant du bain froid ! Et quand, après cela, on savoure une glace panachée pour se rafraîchir le gosier brûlant, ne doit-on remercier deux fois le Créateur du double bienfait qu'il nous accorde par le moyen de l'eau ?

Plus tard septembre amortit le feu du ciel ; la chaleur est plus douce et plus bénigne ; c'est le temps des chasses et la saison des fruits. Est-il alors un plus grand plaisir que la promenade en bateau sur un lac paisible, dont les rives charmantes sont émaillées de fleurs qui se mirent dans le cristal des eaux ? Est-il un passe-temps plus agréable que de se voir bercé mollement dans la nacelle qui vole sur l'étang, rapide comme l'hirondelle de mer ? Et les régates, ces steeple-chases des canotiers, est-il rien de plus amusant ?

Enfin l'hiver arrive avec sa neige et ses frimas. Adieu la campagne ! adieu les prés et les bois ! Les oiseaux ont suspendu leurs chants ; la nature se dépouille de la robe de fête dont l'avait vêtue l'aimable printemps pour prendre la robe de deuil dont la revêt le maussade hiver. Les lacs et les rivières se couvrent de glace ; le corps ressent les atteintes piquantes du froid , mais l'eau lui réserve encore dans le patinage un plaisir que seule elle a le pouvoir de procurer ; et tandis que liquide elle rafraîchissait le corps de l'homme en été, à l'état de glace elle le réchauffe en hiver.

Quelle est cette voix gigantesque qui retentit d'un bout à l'autre de l'Europe ? Bien des cœurs tourmentés, gisant dans l'insomnie, sur une couche de douleurs, l'ont attendue avec impatience, l'ont appelée à grands cris. Tendre mère pour tous les êtres souffrants, *alma mater*, elle cherche à rendre la santé à ceux qui l'ont perdue. C'est la grande voix de l'eau minérale ! Elle convie à ses sources vivifiantes tous les malades qui sont encore capables de venir à elle ; allant elle-même les trouver chez eux quand ils n'en ont plus le pouvoir. Pour se faire plus de partisans, pour avoir plus d'adorateurs, elle sait embellir ses séjours par l'attrait toujours nouveau de réunions choisies, de concerts harmonieux et de promenades pittoresques. La chlorose, la névralgie, la gastralgie, la dartre, le rhumatisme, elle arrache du corps humain ces brûlantes tuniques de Nessus qui le torturent. Ainsi jusque dans les eaux minérales, eaux non potables, la puissance et la bonté de Dieu éclatent encore avec l'évidence la plus entière. A côté de cela, il y a l'hydrothérapie, ou l'emploi de l'eau simple, qui est une méthode de traitement entrée depuis peu dans la thérapeutique et qui compte de nombreux succès.

Tournons maintenant les yeux d'un autre côté. Qui voyons-nous ? Un navire marchand appareillé qui se dispose à partir. — Où vas-tu, mon beau navire, dont le mât pavoisé se balance mollement au souffle des brises de la mer ? — Je vais dans des contrées lointaines pour échanger les plus fins produits du sol natal contre des marchandises qu'on ne trouve qu'en ces climats et qui viendront ici décorer nos comptoirs. — Ton voyage sera long, mon beau navire ; mais ton entreprise est généreuse. Vogue gaiement sous des cieux fortunés. Que les flots de l'Océan te soient propices, et que l'étoile de la mer veille sur ton sillage ; vogue gaiement, mon beau navire ; tu portes écrits ces mots sur ton pavillon : *Fraternité des peuples.*

Et vous, où allez-vous ainsi, frégates et corvettes ? L'aigle impériale ouvre ses ailes et vous guide à travers les eaux de l'Atlantique ! Elle tient dans ses serres puissantes et redoutables la foudre qui donne la victoire ! —Nous allons bien loin, au Mexique, pour rétablir dans ses droits un peuple ami. Nous allons semer la civilisation pour récolter et du commerce et de la gloire. Et c'est sur le navire de la gloire que nous ramènerons en France cette riche moisson lointaine. — Voguez donc à pleines voiles vers le triomphe que l'avenir vous réserve. Dieu le veut. Quand les idées de la France sont semées dans un bon sol, il n'en peut naître que de bons fruits.

Génie des eaux, que vois-tu encore ? Quel tableau vas-tu maintenant placer sous nos yeux ? — Voyez ces pêcheurs vaillants et matineux qui montent avec leurs filets sur la barque docile. Ils vont moissonner les eaux que Dieu a semées pour eux de poissons de toutes espèces. Car l'océan, les rivières et les fleuves, recèlent dans leur sein des richesses incommensurables. Ce sont pour l'homme des viviers intarissables, aussi précieux par la variété que par l'abondance. L'honnête pêcheur aime comme une mère généreuse l'eau qui le fait vivre par le travail. Ce courageux fermier de la Providence ne revient jamais les mains vides. Et si sa femme et ses enfants ont du pain, et lui de la joie et de l'honneur, c'est à la pêche qu'il en rapporte tout le mérite.

Autre spectacle saisissant. Voyez ces énormes locomotives qui remorquent à leur suite des trentaines de wagons! D'où leur vient cette force d'impulsion dont l'énergie consterne la raison humaine? Tout bonnement de la vapeur d'eau! S'échappant en élégant panache de la cheminée de la chaudière, à la tête du train, elle a l'air de dire aux populations stupéfaites à la vue de ce curieux et splendide spectacle : je ne suis qu'une humble vapeur, comme celle qui s'échappe de vos bouilloires, et pourtant je marche à la tête des progrès sociaux comme ici à la tête des convois. Oui, c'est à l'eau que l'on doit d'avoir des chemins de fer ; et certainement sans elle on n'en aurait pas, on n'en aurait jamais eu. Ainsi c'est à elle qu'est dû un des plus importants progrès des temps modernes. A propos de chemins de fer, citons un petit détail peu connu en France. L'été, dans les gares d'Allemagne, il y a toujours sur une grande table ronde, au milieu des salles d'attente, des carafes d'eau fraîche et des verres à la disposition des voyageurs altérés. Chacun peut venir s'y rafraîchir gratuitement. C'est là assurément une attention hygiénique pleine de prévoyance et digne d'éloges.

Passons à d'autres scènes. Entendez-vous ces cris d'alarme? Le tocsin sonne au beffroi. L'incendie, cette hydre aux langues de feu, dévore un quartier. Des maisons habitées, des granges pleines de fourrages, des magasins pleins de marchandises, sont la proie des flammes. En même temps que des animaux domestiques, des femmes et des enfants sont exposés à périr asphyxiés ou brûlés. Qui donc va se charger d'arrêter ce fléau destructeur? C'est l'eau. Chacun l'appelle et la réclame à grands cris : vite, vite, de l'eau, de l'eau! Tel est le mot qui sort de toutes les bouches. Les chaînes se forment, les pompes s'emplissent; et la projection du jet de l'eau sur les parties enflammées en arrête les ravages. Véritable ange sauveur, elle apparaissait tout à l'heure comme l'emblème de la force, elle apparaît ici comme celui de la charité.

Pour continuer notre énumération, n'oublions pas de citer aussi quelques-unes des merveilles de la terre dont l'eau seule a toute la gloire, et qui en sont, pour la splendeur grandiose et le magique éclat, la plus haute expression de sa beauté. Ainsi, par exemple, est-il au monde rien de plus admirable que les cascades de l'Anio à Tivoli, en Italie? Est-il rien de plus joli et de plus charmant à voir que, en Suisse, la chute du Giesbach dans le lac de Brienz, et celle du Staubach au fond du val de Lauterbrune? Et les mers de glace entourées de bords verdoyants et fleuris, est-il rien de plus curieux et de plus saisissant que cet étrange contraste?

Quelle est près de Paris la merveille la plus certaine d'attirer à elle une foule immense? Ce sont les grandes eaux de Versailles. Lorsque du bassin de Neptune montent dans l'air des milliers de gerbes qui scintillent au soleil comme de l'argent liquide, la foule énorme des curieux qui contemplent ce magnifique spectacle est dans l'admiration et tressaille de plaisir.

A Rome, quelles sont, après la basilique de Saint-Pierre, les constructions les plus étonnantes et les plus grandioses? Ce sont ces acqueducs gigantesques, de plusieurs kilomètres de longueur, qui coupent la campagne de leurs imposants et majestueux arceaux et qui se rendent des Monts-Sabins à la Ville Eternelle, à laquelle ils versent dans toutes les rues et sur toutes les places une eau aussi pure qu'intarissable. Ce travail de titans est certainement phénoménal. Et il est impossible de contempler cette œuvre colossale sans être frappé de stupéfaction. Nous sommes très-fiers de notre Pont du Gard; mais, à côté de ces acqueducs, il est comme un ciron près d'un éléphant.

Partout où l'eau se montre, c'est pour quelque chose de grand ou pour quelque chose d'utile. Ici, sous forme de canaux, elle sert au transport d'un grand nombre de marchandises qui ne pourraient s'accommoder du cahot des voitures. Là, sous forme de cascade, elle alimente des usines et des moulins dont elle fait tourner les roues motrices. Ceux-ci, au mois de mai, y lavent les moutons. Ceux-là, au mois de septembre, y font rouir le chanvre. D'autres en tirent de la grève pour le pavage des rues et les allées des jardins. L'eau sert aussi aux fabriques de sucres et aux teintureries.

C'est dans l'eau que l'on dégraisse les laines qui doivent servir à faire des mérinos et des flanelles. C'est dans l'eau qu'on foule les étoffes de draps pour leur donner le lustre et l'apprêt qui les embellissent. C'est dans l'eau qu'on cueille le cresson et qu'on pêche les grenouilles, ces deux aliments si différents, mais néanmoins d'une si fréquente consommation. C'est l'eau qui fait les légumes et les fruits par les arrosements qu'elle donne aux plantes; c'est elle qui fait les bonnes viandes par la boisson dont elle abreuve les animaux de boucherie. Et non contente de fournir d'une main libérale ces précieuses ressources alimentaires, poursuivant jusqu'au bout sa généreuse mission, c'est encore elle qui par la cuisson nous permet de les digérer et de nous les assimiler pour réparer nos forces.

Elle entre aussi pour une certaine part dans la fabrication de la bière, du cidre, des liqueurs. Sans elle, on ne pourrait prendre de thé, de café, de chocolat; sans elle, on n'aurait ni pains, ni gâteaux, ni pâtisseries; sans elle, enfin, on ne pourrait faire de briques, on ne pourrait construire de maisons.

L'eau potable est si utile et d'un besoin si impérieux qu'on la transporte précieusement, comme quelque chose du plus grand prix, sur les navires qui font de longues traversées et qui ont beaucoup de passagers à bord. On la ménage le plus possible ; on n'en use qu'avec une prudence et une parcimonie extrêmes, car, si l'on venait à manquer d'eau, ce serait une calamité, et l'on aime mieux manquer d'eau-de-vie ou de rhum que d'eau.

L'eau apparaît encore dans la chaire sacrée près du prédicateur éloquent, dont le larynx, fatigué par l'ardeur de la parole, a besoin de temps en temps d'être lubrifié par ce breuvage rafraîchissant. On la voit aussi sur la tribune de la salle des séances des grands corps de l'État dans un but analogue.

L'hiver, les wagons contiennent des boules d'eau chaude pour entretenir la chaleur des pieds ; et c'est aussi par l'eau chaude que bien des églises et des édifices publics sont chauffés. Dans les grandes chaleurs de l'été, on demande la pluie comme un bienfait; et quand elle ne vient pas, l'administration fait faire des arrosements presque continuels sur les places, les boulevards et les rues les plus importantes. Ces voies publiques sont alors constamment sillonnées de voitures portant un énorme tonneau qui projette l'eau par derrière à l'aide d'un tuyau en arc de cercle percé de trous.

La présence intérieure ou le voisinage de l'eau donne une plus-value aux propriétés. Un jardin situé au bord d'une rivière ou d'un ruisseau, ou bien contenant une pièce d'eau limpide, se payera plus cher qu'un terrain en plein champ, privé de cet avantage, fût-il même d'une plus grande étendue. Et dans les adjudications, le vendeur ne manque jamais de faire valoir cet argument pour augmenter le prix de son immeuble.

L'eau a servi aussi à mesurer les quantités de chaleur. Ainsi on a pris un tube de verre contenant environ un tiers soit de mercure, soit d'esprit de vin coloré par de l'orseille. On l'a plongé dans la vapeur d'eau bouillante, et, voyant que le liquide montait toujours au même point, on y a marqué 100 degrés. On a plongé ensuite le tube dans la glace fondante, et l'on a vu que le liquide descendait et s'arrêtait aussi à un endroit fixe, toujours le même. On a marqué là 0 degré, et, divisant la distance comprise entre ces deux points en cent parties égales, on a eu le précieux instrument appelé *thermomètre*. L'eau a servi encore à faire un autre instrument utile, appelé *aréomètre*, qui sert à faire reconnaître le poids spécifique des corps; c'est lui qu'on emploie tous les jours sous le nom de *pèse-lait*, *pèse-esprit*, *pèse-liqueur*. En physique, en chimie, en anatomie, en pharmacie, on a sans cesse besoin d'eau pour des préparations ou des expériences.

Enfin, chose merveilleuse, l'eau ayant son maximum de densité à 4° au-dessus de 0, et étant liquide à ce degré-là, il en résulte que la glace, quoique plus froide, est néanmoins plus légère que l'eau à 4°. Par conséquent elle remonte à la surface. C'est là ce qui explique comment les lacs et les rivières ne peuvent jamais être gelés dans toute leur profondeur, et comment il se maintient au fond des eaux une température constamment la même, ce qui permet aux poissons d'y vivre. Il est peu de faits, à notre avis, qui puissent prouver l'évidence de la sagesse divine d'une manière plus convaincante.

Ainsi, quel que soit le point de vue auquel on se place, on reconnaît les mérites et les bienfaits de l'eau. Sa valeur, son utilité, son importance, sont incontestables et éclatent à tous les yeux. Boisson du pauvre, ressource du riche, on se sert d'elle tous les jours de la vie : on l'emploie à tout et partout.

Tous les règnes de la nature sont ses tributaires ; les animaux, mammifères, oiseaux, reptiles, poissons ; les végétaux, herbes, arbustes, grands arbres, plantes utiles à nos besoins ou à nos plaisirs ; les minéraux, et surtout les sels métalliques et les carbures d'hydrogène, tout cela dépend de l'eau, tout cela lui est soumis, en a besoin et ne saurait exister sans elle. On peut dire que la terre entière lui appartient et lui obéit, et qu'elle ne voit partout que des sujets à qui elle dicte des lois, mais des lois sages et bienfaisantes.

De sorte que le fait qui ressort de tout ce que nous venons de dire est celui-ci : après le budget de Dieu, le plus gros budget est celui de l'eau ; après les dépenses que les peuples ont consacrées aux temples du Seigneur, c'est pour elle que les nations ont fait les plus grandes dépenses. Ce fait général résume son importance et est la meilleure preuve de sa valeur.

De plus l'histoire apprend que, quand les peuples primitifs ont commencé à se réunir par familles et à se grouper en bourgades, c'est presque toujours au voisinage des cours d'eau qu'ils se sont fixés et qu'ils ont construit leurs demeures, tant ils sentaient et comprenaient combien cet utile liquide leur était nécessaire.

CHAPITRE III

Ce chapitre est de tout notre travail le plus important. Les deux précédents n'ont eu pour but que de l'annoncer et de le faire pressentir. Ils étaient pour lui les prémisses. Il est pour eux la conséquence. Nous allons donc redoubler de zèle et d'attention, afin de donner à ce qui nous reste à dire toute la clarté et toute l'intelligence possibles.

Par innovations, nous voulons parler des concessions d'eau qu'il serait utile d'accorder aux pays qui n'en ont pas. Par réformes, nous voulons parler des changements à réaliser dans la distribution défectueuse des eaux de certains pays qui en possèdent.

L'eau, par l'importance et la multiplicité de ses usages, tient un des premiers rangs dans le programme des besoins de l'homme. C'est là un fait évident et incontestable. Il doit donc en être pourvu largement et commodément. Si la religion lui donne l'aliment du cœur, si l'instruction lui donne l'aliment de l'esprit, l'eau potable lui donne un de ceux dont son corps a le plus fréquent besoin. Aussi on voit souvent des particuliers qui possèdent chez eux ces trois bases de la vie, un oratoire, une bibliothèque et une concession d'eau. S'ils n'ont pas toujours le premier, se contentant de l'église paroissiale, ils ont ordinairement les deux autres. C'est qu'en effet c'est véritablement là le grand et su-

blime trépied de l'hygiène. Si l'un de ces puissants
pivots vient à manquer, elle est boiteuse, elle souffre, et
ne peut faire rien de bon, car sa marche est entravée.

Or, ce que quelques particuliers ont en petit, quelques
villes, pas toutes, l'ont en grand. L'église, l'école et les
fontaines s'y voient chez elles ouvertes au public. Mais
le point capital sur lequel nous voulons appeler l'attention est celui-ci : dans beaucoup de petites villes, les
concessions d'eau sont défectueuses et insuffisantes ; et
dans beaucoup de campagnes, elles manquent complétement. Il y a donc, à notre avis, quelque chose de
sage à réaliser dans les deux sens que nous indiquons.

Doter d'eaux potables toutes les villes et communes de
France, c'est une bonne et excellente œuvre d'hygiène
publique, un véritable progrès, un grand pas de fait
sur la route du bien et de la civilisation. Car il ne suffit
pas que quelques particuliers aient seuls l'avantage de
trouver leur eau chez eux. C'est là surtout une question
d'intérêt général au premier chef. Dieu a donné l'eau à
tous les hommes, et non à quelques-uns plus privi-
légiés que les autres. Tous, sans exception, y ont donc
droit ; et c'est un devoir de les mettre à même d'en
puiser librement et en proportion de leurs besoins.

Les eaux privées existent bien. Mais les eaux publiques n'existent pas partout, surtout dans les communes.
Très-peu d'entre elles en sont en possession. Et c'est
plutôt la disette d'eau que son abondance qu'on y re-
marque. Quelquefois, même assez souvent, dans le
milieu du village se trouve une mare d'eau bourbeuse
et fétide, où l'on y lave le linge et où nonobstant les
animaux vont boire. Ces eaux stagnantes n'ont pas d'é-
coulement. Elles contiennent beaucoup de matières
organiques, et leur insalubrité en fait un foyer d'infection. Nous citerons, par exemple, comme élément de

conviction, la mare d'un village de nos environs appelé le M...-A..., qui est le type du genre. Il est impossible de passer devant cette boue liquide sans être stupéfait de voir qu'une eau si colossalement sale, dégoûtante et malsaine, puisse être tolérée au centre d'une commune importante.

Ainsi toutes les communes de l'empire devraient avoir des eaux publiques comme elles ont des écoles et des églises. C'est là une nécessité absolue. Il faut faire pour les eaux ce qu'on a fait pour les deux autres. Et si les campagnes ont les mêmes droits et les mêmes devoirs, et sont régies par les mêmes lois que les villes, elles doivent posséder les mêmes priviléges et jouir des mêmes avantages.

Or, des eaux potables, les unes peuvent être employées telles qu'elles sont dans la nature : pures, limpides et fraîches, elles n'ont pas besoin d'être filtrées. Ce sont, ainsi que nous l'avons dit en commençant, les eaux de sources, de fontaines et de puits. C'est là un avantage inappréciable et dont il faut tenir compte. Pourquoi ces eaux n'ont-elles pas besoin d'être filtrées ? C'est qu'elles sont protégées contre les impuretés extérieures par leur situation même, et qu'étant souterraines elles ont dans les couches géologiques de l'écorce du globe un filtre bien meilleur que ceux des Anglais ou des Belges, le filtre de Dieu lui-même.

Les autres eaux, au contraire, ne peuvent être employées sans être filtrées préalablement. Or, c'est là un très-grand inconvénient ; car la nécessité de la filtration est une complication qui exige de très-grands frais. Sans doute cela permet jusqu'à un certain point d'utiliser les eaux de rivières et de fleuves ; mais ces eaux coûtent alors bien cher aux consommateurs. D'ailleurs, la dépense qu'occasionneraient la filtration de l'eau, et l'em-

magasinement dans un immense bassin qui en est inséparable, seraient, financièrement parlant, au-dessus des
ressources d'une commune ou d'une petite ville. Puis
tout ce qui est de fabrique humaine est sujet à s'altérer
à la longue. Les réparations indispensables que l'on
serait obligé de faire tous les ans au matériel hydraulique augmenteraient encore les frais, et interrompraient
momentanément le service des eaux.

Quant à s'adresser au gouvernement pour que de ses
deniers il construise dans toutes les villes et communes
de l'empire des réservoirs d'eau filtrée pour les besoins
des populations, c'est demander l'impossible, et les finances de l'État ne pourraient jamais y suffire. Chaque
localité doit donc agir d'elle-même et s'en tenir à ses
propres ressources. Et l'autorité, elle, ne peut qu'user
de la force morale dont elle dispose pour stimuler cette
initiative locale qui a pour but un progrès louable et
digne d'encouragement.

Ainsi, soit qu'on recherche l'économie, soit qu'on
recherche la pureté de l'eau, soit enfin qu'on recherche
la facilité, l'abondance et la commodité, à tous les points
de vue, on doit donner la préférence aux eaux qui se
passent de la filtration. Les eaux de sources, de fontaines et de puits remplissent ces conditions. C'est à
elles seules que les populations doivent s'adresser pour
leur consommation.

Maintenant, comment se procurer ces eaux économiques? Car on n'a pas toujours sous la main des
sources et des fontaines. Mais, comme en creusant la
terre on est sûr de trouver de l'eau, on peut partout
créer des puits. Le puits est donc le dernier mot des
concessions d'eau économiques auxquelles les communes
ont droit. Tandis que les autres réservoirs factices peuvent vous manquer de parole, les puits ne font jamais

défaut. Très-précieux pour les habitants du voisinage, ils leur fournissent leur consommation d'eau dans les pays secs comme dans les pays humides, dans les temps chauds comme dans les temps froids. Avec un nombre de puits suffisant, une localité a bien assez d'eau, et elle n'a pas besoin d'ériger à grands frais un réservoir très-coûteux pour en avoir d'avantage. Créer un réservoir unique, c'est faire de la centralisation, et l'on n'en veut plus de nos jours, car on en a reconnu les inconvénients. Créer des réservoirs multiples, c'est faire de la décentralisation, et c'est ce qu'on veut maintenant, car on en a reconnu les avantages.

Mais ce n'est pas tout encore. Pour bien faire, ces puits ne doivent pas rester purement et simplement à l'état de puits. Il faut absolument, pour en obtenir tous les services qu'on leur demande et qu'ils peuvent rendre, qu'ils soient surmontés d'une pompe aspirante. La présence de cette dernière va donner à la prise d'eau une utilité impossible sans elle et une commodité extrême. Faisons voir la différence d'un puits sans pompe et d'un puits avec pompe.

Dans le premier cas, ce qu'il y a d'abord à redouter c'est un danger de tous les instants pour la vie des enfants. La margelle du puits étant au rez de terre, si la porte est ouverte, un enfant curieux et imprudent, se penchant pour voir l'eau, peut tomber dedans et y périr noyé. Cette seule pensée fait frémir. D'autres fois, au moment où l'on s'y attend le moins, le seau posé sur le bord du puits tombe dedans. Alors la manivelle se détourne avec une rapidité extrême, et si quelqu'un se trouve tout à côté et en reçoit un coup, il peut avoir le bras cassé, ainsi que nous l'avons vu une fois. Un autre inconvénient c'est que la corde peut casser ou se détacher. Il y a alors une solution de continuité entre le

seau qui tombe et reste au fond du puits, et le maître
du seau qui ne peut plus le retirer et se trouve fort em-
barrassé. Il faut alors passer un temps souvent très-long
pour le repêcher; et, tant que cette opération dure,
personne ne peut venir y puiser de l'eau. Il arrive souvent
aussi que des gens malintentionnés y viennent jeter des
ordures en cachette. Cela s'est vu quelquefois.

Ensuite rien n'est plus mal commode qu'un puits.
D'abord un enfant ne peut pas en tourner la manivelle
pour en remonter le seau plein. Le poids est beaucoup
trop lourd. Et même pour un adulte, il faut être fort
pour en venir à bout. Les autres inconvénients, c'est le
peu d'eau qu'on puise à la fois, la lenteur qu'on y met
forcément, l'ennui qui en résulte quand plusieurs personnes attendent leur tour. Enfin, ajoutez à cela l'éloi-
gnement de la surface du sol qui met l'eau des puits
dans l'impossibilité absolue de servir utilement à alimenter les pompes pour éteindre le feu dans les cas
d'incendie.

Mais si, au contraire, vous adaptez au puits une
pompe aspirante, alors tous les inconvénients vont se
changer en avantages. Vous allez recueillir de cette
simple innovation, de cette modeste réforme, des résultats importants et précieux. Ainsi, d'abord vous
pourrez couvrir ou voûter la margelle. Et dès lors il n'y
a plus à craindre qu'à l'avenir les seaux n'y tombent,
que les enfants n'y périssent, ou que la manivelle n'y
blesse personne. Il n'y a plus à craindre non plus que
l'eau ne soit souillée par des matières malsaines qu'on y
aurait jetées méchamment.

Ensuite le mouvement d'oscillation du balancier de
la pompe est généralement très-doux, et tout le monde,
grand et petit, peut le mouvoir facilement et sans fati-

gue. Le débit de l'eau est donc par cela même à la portée de chacun.

Outre la facilité que présente l'action de pomper, un autre résultat très-important que l'on obtient encore c'est l'abondance et la rapidité de l'écoulement. Ainsi un coup de pompe bien donné crache 2 litres d'eau. Le temps nécessaire pour obtenir ces 2 litres d'eau n'est guère que de deux ou trois secondes. Et pour remplir un bassin de 1 mètre cube, c'est-à-dire contenant 1,000 litres, il ne faut qu'un quart d'heure.

Maintenant, si l'on a sous la bouche de la pompe un réservoir de 4 ou 5 mètres cubes, on aura là un volume d'eau très-considérable qui, placé à fleur de terre, sera facilement utilisé pour les besoins soit du ménage et des écuries, soit du blanchissage et des irrigations. Ce réservoir pourrait avoir un trop plein ou une soupape de fond pour vider l'eau vers la rivière, ou vers un point déclive convenablement placé. Dans ces conditions, l'eau publique étant à la portée de la main, comme cela se voit à Berne et dans beaucoup de villes de la Suisse, il n'y a qu'à se baisser pour la prendre, et plusieurs personnes peuvent se servir en même temps.

Comparez donc ces résultats excellents que donne la pompe aspirante à ceux bien inférieurs que donne le puits? Quelle différence énorme entre le coup de piston de l'un, et cette longue manœuvre que l'autre exige! Manœuvre difficile et fatigante qui consiste à ouvrir la porte du puits, à attacher le seau à la corde, à tenir ferme la manivelle pendant qu'elle se déroule, à attendre quelques minutes que le seau s'emplisse, le remonter péniblement à la force des deux bras; puis, quand le seau arrive en haut, se tendre très-fort pour le saisir par l'anse de la main gauche et l'attirer sur le bord du puits, tandis que la main droite retient for-

tement la manivelle pour que la poulie ne se détourne
pas ; puis le détacher, raccrocher la corde et refermer la
porte. Tels sont, pour tirer de l'eau à un puits, les différents mouvements qu'il faut exécuter.

Or, tout cela est inutile avec l'emploi des pompes
aspirantes. Avec elles tout se fait beaucoup mieux et
beaucoup plus vite. Et quand on pense que, dans les
cas d'incendie, les puits ne servent à rien et ne peuvent
rendre aucun service, qu'on a de l'eau sous les pieds et
qu'on ne peut l'employer à cause de sa profondeur, de
son insuffisance et de la lenteur qu'on met à s'en procurer, qu'on est obligé de faire des chaînes de seaux
vides et de seaux pleins allant du foyer de l'incendie à
la rivière, n'a-t-on pas le droit de dire que les puits ne
peuvent rester tels qu'ils sont, et qu'il est urgent d'y
adapter des pompes ?

Il y aurait donc lieu, à notre avis, de remettre à
l'étude la question des eaux potables, et d'engager offi-
ciellement toutes les communes de l'Empire à créer
chez elles des puits publics avec pompe aspirante. Leur
nombre serait proportionné à l'importance des localités.
Ces constructions sont aussi faciles à faire que peu coûteuses. Un puits ne coûte pas cher à creuser; mettons
100 francs, qu'on pourrait même ne pas dépenser en se
servant de ceux qui existent. Une pompe est à peu près
du même prix. Enfin le réservoir en pierre et en ciment
peut aussi monter au même chiffre. Cela fait donc en
tout, pour une concession d'eau publique, environ 200
francs. Mettons-en 300. Pour ce prix-là un village de
moyenne grandeur peut donc être pour toujours à l'abri
de la disette d'eau. Et pour une somme double, il peut
avoir deux réservoirs d'eau fraîche, vive, intarissable,
facilement renouvelable, et pouvant contenir à eux deux

8 à 10,000 litres, résultats qu'on ne pourrait jamais obtenir avec les puits seuls.

Il y a plus, c'est qu'alors, conséquence excellente, on pourrait supprimer pour toujours et partout les eaux stagnantes qui ne sont que nuisibles et nullement utiles. Pour nous, nous sommes leur ennemi déclaré; nous ne cesserons de les combattre à outrance, jusqu'à ce qu'il n'y en ait plus sur le sol français. Déjà la nécessité de leur suppression se fait sentir. Beaucoup de communes, comprenant l'insalubrité de ces foyers d'infection, commencent à les faire disparaître. Puissent tous les villages de France imiter ce sage et salutaire exemple, et être atteints de cette contagion d'amour du bien! Le jour où ces mares bourbeuses et fétides disparaîtront, ce sera une belle victoire pour l'hygiène. Quand cet heureux moment sera venu, nous crierons volontiers : les eaux stagnantes sont mortes, vivent les eaux courantes!

Dans les villes peu populeuses on peut aussi adapter aux puits des pompes aspirantes, pour avoir des concessions d'eau publiques et gratuites. Et comme beaucoup d'entre elles ont des puits tout faits, il n'y a que l'acquisition des pompes qui soit nécessaire et la création du réservoir d'eau qui doit se trouver au-dessous. C'est donc une dépense très-minime, et dont une partie serait couverte par la vente des matériaux qui forment la cage du puits. Par exemple, dans une petite ville où l'on compte vingt puits, il y aurait donc vingt pompes et autant de bassins à poser, ce qui serait peu de chose en comparaison de l'avantage immense qui en résulterait. De plus, l'eau accumulée dans les bassins les plus élevés de la ville pourrait être dirigée par des tuyaux vers une place située plus bas où l'on établirait un jet d'eau alimenté par ces bassins supérieurs.

Des esprits ardents et généreux, mais plus épris de l'agréable que de l'utile et sacrifiant l'économie à la dépense, préféreraient aux pompes à bras des bornes-fontaines. Il suffit de réfléchir un instant pour comprendre que cette idée est irréalisable. En effet, pour cela, il faudrait élever dans un quartier très-haut de la ville, une construction énorme pour qu'elle eût toute la solidité nécessaire à sa destination, construction destinée à emmagasiner l'eau de la cité. Il faudrait ensuite un appareil hydraulique pour y faire monter l'eau, soit un manége nécessitant deux chevaux et un conducteur, soit une machine à vapeur nécessitant du combustible et un chauffeur. Enfin, il faudrait plusieurs kilomètres de tuyaux de plomb pour sillonner toutes les rues et distribuer l'eau partout. Or, tous ces travaux entraîneraient des dépenses excessives et atteindraient un chiffre auquel les petites villes de province ne peuvent monter. Car, n'ayant ordinairement qu'un budget assez minime, elle ne peuvent se payer ce luxe-là. Et si elles peuvent faire la même chose pour beaucoup moins, pour 4,000 ou 5,000 francs, au lieu de 60 ou 80,000 francs, par exemple, il n'y pas à hésiter.

Mais nous affirmons que, même pour ce prix-là, elles peuvent faire mieux. Car, franchement, les bornes-fontaines ne sont pas très-commodes. Il faut un certain temps pour y emplir un seau d'eau. Il ne peut y venir qu'une seule personne à la fois. Les lavandières ne peuvent y laver leur linge. Enfin, dans les moments d'incendie, elles sont tout à fait inutiles. Ne versant l'eau que d'une main parcimonieuse et ne la conservant pas en dépôt, on ne peut s'adresser à elles pour emplir les pompes et combattre les sinistres.

On dit aussi que dans les grands froids d'hiver, l'eau peut geler dans les pompes plutôt que dans les puits.

Mais il en serait de même des bornes-fontaines. D'ailleurs, l'expérience a prouvé qu'il suffisait d'empailler les pompes pendant la très-courte époque des grandes gelées pour parer à cet inconvénient. C'est ce que font tous les particuliers qui ont une pompe. On n'a donc qu'à faire de même pour les pompes publiques.

Ici se place une petite objection. La transformation du système des puits en système des pompes aspirantes, plus la création d'un bassin placé sous la pompe pour y recevoir et y conserver l'eau (bassin formant un carré long, dont le compartiment d'un wagon représente assez exactement la capacité), ces innovations ou ces changements, dira-t-on, ne peuvent s'exécuter partout. Il faut pour cela qu'on ait assez de place. Si le puits qui existe depuis longtemps déjà est dans une rue un peu étroite, ou s'il est resserré entre les maisons d'un côté et la chaussée de l'autre, comment pourrez-vous faire votre réservoir, lequel a besoin qu'on puisse tourner commodément autour de lui?

Cette objection est facile à lever. Tout le monde sait que, étant donné un puits, on peut choisir pour poser la pompe tel emplacement que l'on veut. La distance de l'une à l'autre n'est rien ; ce n'est qu'une affaire de tuyaux plus ou moins longs. Puis un seul et même puits peut parfaitement servir trois ou quatre pompes éloignées les unes des autres. La question d'emplacement n'est donc pas un obstacle sérieux à une mesure d'hygiène si importante, et qui répond à l'intérêt général des habitants auxquels elle donne une entière satisfaction qu'ils ne pourraient jamais obtenir autrement à si bon marché.

Si la position du puits ne se prête pas à la création d'un réservoir tout près de lui, on peut choisir soit au-dessus, soit au-dessous, soit à droite, soit à gauche, un terrain convenable, une sorte de place, de carrefour d'un accès facile, et où la pompe et le bassin seraient établis. Grâce à ce système hydraulique qui subtitue aux frais immenses de la centralisation l'économie précieuse de la décentralisation ; grâce à la multiplicité de ces réservoirs disseminés çà et là avec intelligence pour satisfaire aux exigences diverses, les villes seraient dotées non pas de squares horticoles et floraux, mais de sortes de squares aquatiques extrêmement précieux! Là, on trouverait toujours de l'eau en quantité suffisante. Chaque bassin serait un lavoir très-commode pour huit ou dix personnes, et, en cas d'incendie, une ressource des plus utiles. Il suffit, pour le comprendre, de se représenter par la pensée un incendie qui éclate dans le haut d'une ville, très-loin d'une rivière. Au lieu de faire des chaînes, dont la lenteur et l'incommodité sont en raison directe de la longueur, si l'on a sous la main trois ou quatre réservoirs d'eau faciles à alimenter, il est évident qu'on pourra, avec une promptitude et une facilité extrêmes, arrêter la marche d'un fléau dont les ravages sont malheureusement si fréquents de nos jours.

Si quelques puits donnent à l'analyse chimique une eau douteuse, on peut les supprimer et mettre en place à contribution ceux qui ont une eau irréprochable. C'est là une petite affaire.

En définitive, voici ce que nous avons tâché de prouver dans ce mémoire. Dieu a voulu que l'homme usât d'eau, non-seulement tous les jours de sa vie, mais encore plusieurs fois par jour. Pour qu'il pût remplir cette obligation, il lui a donné les eaux aériennes, qui, étant généralement troubles, ont besoin d'être filtrées, et les eaux souterraines, qui, étant généralement claires, n'en ont pas besoin. Les premières ont l'avantage d'être superficielles, mais l'inconvénient d'être impures. Les se-

condes ont l'avantage d'être pures, mais l'inconvénient d'être profondes.

Il y a donc pour avoir de l'eau potable des dépenses
à faire de part et d'autre, soit pour filtrer l'eau qui est
impure, soit pour rendre superficielle l'eau qui est pro-
fonde. Or, de ces deux ordres de dépenses, quelle est la
moins forte? La seconde évidemment. Le percement du
puits et l'acquisition de pompes, ou bien l'adaptation de
pompes à des puits déjà existants, ce sont là des sources
de dépenses très-minimes, comparées à la construction
d'un château d'eau, d'appareils à puiser et à filtrer
l'eau, et des frais inhérents à ce système hydraulique.

L'emploi des pompes aspirantes au contraire simplifie
tout. Vous aviez de bonnes eaux, mais trop profondes;
les pompes vont les rendre superficielles. Avec les puits
seuls vous étiez obligés d'aller chercher à grand'peine
votre eau sous la terre. Avec les pompes, c'est elle qui
vient elle-même vous trouver à la surface du sol, et
cela, sans vous causer ni ennui, ni fatigue. Elle était
passive avec le puits, elle est active avec la pompe.

En somme, le problème est celui-ci. L'eau ne peut
être l'objet d'un monopole, pas plus que l'air. A la fabrique de Dieu, les créatures ne doivent pas payer.
L'eau doit donc être gratuite pour tout le monde. La
conséquence de ce principe évident, c'est que les villes
et les campagnes, tout en poursuivant ce résultat important, doivent chercher l'économie, n'étant pas en
général très-riches en revenus. Vouloir construire à
grands frais un immense réservoir, portant l'eau de
maison en maison, et de rue en rue par les bornes-fontaines, c'est magnifique sans doute, c'est superbe, mais
c'est impraticable, vu le prix. C'est imiter les gens qui,
n'ayant que 60 francs à dépenser par mois pour leur

nourriture, veulent se donner le même luxe de table que ceux qui peuvent en dépenser 2 ou 300 fr.

Il faut donc mettre de côté les systèmes hydrauliques très-coûteux, comme les châteaux d'eau, les filtres, les bornes-fontaines. Pour se passer des châteaux d'eau, il faut multiplier les pompes publiques qui coûtent dix ou quinze fois moins. Pour se passer des filtres, il faut prendre des eaux qui n'ont pas besoin d'être filtrées, l'étant tout naturellement. Il faut donc proscrire les eaux aériennes et adopter les eaux souterraines. Les unes ne coûtent rien ; les autres coûtent très-cher.

Nous avons donc cherché, dans ce travail, la solution d'un problème d'hygiène publique de la plus haute importance. C'est pourquoi nous demandons d'abord, au nom de la salubrité des campagnes, au nom de la santé de leurs habitants, que l'on fasse disparaître à jamais ces mares d'eaux stagnantes, que leur fétidité flagrante rend une cause de maladies. Comme compensation, nous demandons que chaque village soit doté d'un nombre de puits publics avec pompes aspirantes, proportionné à l'importance de sa population, et versant l'eau dans un réservoir suffisamment grand, placé au-dessous et pouvant satisfaire à tous les besoins des ménages et à toutes les exigences des travaux.

Enfin nous demandons que, dans les villes, les puits à manivelle, qui y existent en grand nombre, soient remplacés aussi par des puits à pompe aspirante, et qu'ils soient munis d'un grand réservoir où l'eau pourrait aussi facilement s'y puiser que s'y renouveler, et servir commodément à tous les emplois divers pour lesquels elle a été créée. Autour de chaque réservoir et à une certaine distance des bords, on pourrait mettre une petite barrière en bois d'un demi-mètre de haut, ou bien une petite grille en fer de même hauteur. On aurait ainsi, autour du bassin, un petit chemin commode soit pour les personnes qui viennent y chercher de l'eau, soit pour les lessiveuses qui viennent y prendre place pour laver le linge. En dehors de cette petite balustrade, on pourrait aussi faire un petite plantation d'arbres qui entourerait le bassin. Ce serait à la fois un ombrage utile pour l'eau, un embellissement pour la ville, un lieu de récréation pour les enfants, et un lieu de repos pour les grandes personnes, en y mettant, bien entendu, un ou deux bancs.

C'est ainsi qu'on améliore, qu'on perfectionne, qu'on embellit, qu'on joint l'utile à l'agréable, tout en conciliant le progrès et l'économie. Donner des eaux publiques à toutes les villes et les campagnes, c'est très-bien ; leur en donner de pures et de faciles à prendre, c'est excellent; leur en donner de gratuites, c'est parfait. C'est à la solution de ce problème, envisagé sous ces trois faces, que doivent travailler avec persévérance les hommes de cœur noblement dévoués à l'intérêt général de leurs concitoyens.

Mais transformer des eaux gratuites en eaux payantes, c'est faire le contraire du progrès et nuire aux intérêts de la clase nécessiteuse. La gratuité est un fait acquis à la cause de l'eau potable. Le dernier mot du problème est de rendre simplement les concessions d'eau publiques commodes et abondantes, et de mettre à obtenir ce résultat, toute la sage économie dont les modestes budgets ne doivent jamais se départir.

Un mot encore avant de finir. Dépenser cent mille francs au moins pour un château d'eau, c'est énorme.

pour bien des petites villes dont le budget est souvent fort inférieur à ce chiffre. Si c'est à l'aide d'un impôt, c'est un moyen vexatoire et impopulaire. Si c'est à l'aide d'un emprunt, comment en payer les intérêts et l'amortir? Et d'ailleurs le fonctionnement et l'usure du moteur hydraulique exigeront tous les ans des frais considérables. Or, ces frais, qui les payera? Ceux qui achèteront des concessions d'eau à domicile, dira-t-on. Mais le nombre en sera très-petit. Pourquoi? C'est que les personnes qui sont dans l'aisance n'ont pas attendu jusqu'à présent pour avoir leur eau chez elles. Sinon toutes, du moins le plus grand nombre, l'immense majorité possèdent des puits avec ou sans pompe. Il résulte donc encore de là, qu'en évaluant le volume d'eau du réservoir à tant de litres par tête, on commet une erreur par excès, car il est évident qu'il faut défalquer le nombre des gens qui ayant leurs eaux chez eux se passeront de celles de la ville.

Oui, que l'on fasse un recensement général de tous les puits particuliers, qu'on aille de rue en rue et de maison en maison ; puis que l'on compare au nombre, non des habitants, mais des habitations, le nombre des puits que l'on a notés, on verra que ceux-ci sont très-multipliés, que les villes en possèdent beaucoup plus qu'on ne croit, que presque toutes les maisons bourgeoises en ont d'excellents.

De sorte que les seuls habitants qui pourraient acheter des concessions d'eau à domicile n'en achèteront pas, puisqu'ils en ont déjà chez eux qui leur suffisent. Quant aux habitants nécessiteux qui ont l'eau gratuite, dans l'emploi des puits publics disséminés çà et là dans les différents quartiers des villes, c'est bien inutile, pour leur donner d'autres eaux également gratuites, de grever de faibles budgets de dépenses onéreuses dont les finances seraient fortement obérées. Il suffit, comme nous l'avons déjà dit, de rendre ces eaux publiques plus abondantes et plus commodes, par l'adaptation de pompes et l'annexion de réservoirs de 5 à 6 mètres cubes placés au-dessous. C'est évidemment le seul moyen d'obtenir, sans grands frais, le résultat hygiénique que l'on recherche.

Non, jamais l'art ne vaudra la nature. Si Paris l'emporte sur les départements par ses merveilles et ses richesses, ceux-ci l'emportent sur lui par leurs eaux potables. Ici, personne ne se sert de filtre; là, tout le monde est obligé d'en avoir. Imiter Paris, prendre modèle sur lui dans ce qu'il a de forcément défectueux, c'est irrationnel. Et d'ailleurs, mettre à contribution pour les habitants des cités les eaux de rivières, c'est s'adresser à des eaux absolument impotables, par suite des impuretés de toutes natures dont elles sont le réceptacle, et auxquelles elles ne peuvent se soustraire. Bonnes pour les animaux et les plantes, elles sont mauvaises pour l'homme. Elles seraient donc insuffisantes, puisqu'il faudrait alors d'autres eaux potables pour l'alimentation. Ce serait reculer la difficulté sans la résoudre. Ceci est élémentaire en hygiène; c'est un fait patent, indéniable, et reconnu par tous les hygiénistes.

Un dernier inconvénient capital que présentent les eaux aériennes, accumulées dans un grand réservoir, c'est d'être exposées l'hiver à être gelées dans les grands froids, et l'été à devenir douceâtres et chaudes dans les grandes chaleurs. Or, sous l'action dilatante de la glace, le réservoir peut se lézarder, et, d'un autre côté, personne, que nous sachions, n'aime à boire de l'eau chaude en été.

Ainsi, à tous les points de vue, au point de vue scien-
tifique, industriel et même artistique, au point de vue
chimique, sanitaire et géographique, enfin, au point de
vue économique et financier des dépenses brutes et des
frais consécutifs, les concessions d'eaux aériennes n'ont
pas de raison d'être dans les petites villes, où presque
tous les habitants ont un puits à eux, et où la distribution des eaux publiques, les seules intéressantes, pourrait être rendue sans grands frais plus facile et plus co-
pieuse, en supposant qu'elle fût insuffisante.

S'adresser à l'emprunt ou à l'impôt, et hypothéquer
les finances de l'avenir pendant de longues années pour
donner aux populations, au lieu d'eaux gratuites qu'elles
avaient, des eaux payantes, au lieu d'eaux souterraines
potables par la filtration naturelle, des eaux de rivière,
chaudes en été et malsaines en tout temps par les matières organiques qu'elles contiennent, c'est s'imposer
d'énormes sacrifices qui sont loin de répondre à l'importance du motif et à la valeur du résultat qui les ont
conseillés.

Un dernier mot pour nous résumer. Voici, par exemple, une petite ville qui n'a jamais manqué d'eau, qui
même en possède beaucoup plus que d'autres; cependant on veut, à tout prix, lui en donner encore davan-
tage. C'est une superfétation. Première erreur.

Elle possède une vingtaine de puits publics très-suffi-
sants, sans compter le nombre très-considérable de puits
particuliers que les bourgeois ont à domicile; et, cependant, l'on veut abolir cette précieuse et économique décentralisation, pour y substituer une ruineuse centralisation, consistant en un immense réservoir chargé
d'alimenter toute la ville. Deuxième erreur.

Dans cette ville personne ne se sert de filtre. Pour que les eaux n'aient pas besoin d'être filtrées, pour qu'elles puissent être employées sans passer à cette filière, il faut de toute nécessité qu'elles soient bonnes naturellement; c'est évident. Or, on veut remplacer ces eaux si commodes et si simples par des eaux de rivières qui sont impotables au premier chef, qui ont besoin forcément d'être filtrées, et qui, même après la filtration, seront encore suspectes. Troisième erreur.

On a des eaux limpides et fraîches en tout temps, et l'on veut y substituer des eaux qui seront troubles et chaudes en été. Quatrième erreur.

On a des eaux gratuites et on veut les changer en eaux payantes. Cinquième erreur.

De plus, la ville n'a que de très-modestes ressources ; elle est pauvre, et cependant on veut grever pendant quarante ans son faible budget d'une dette telle, qu'elle aurait, tous les ans, dix ou douze mille francs de déficit. Sixième erreur.

Enfin, on a des dépenses d'intérêt général à la fois plus urgentes et moins coûteuses à réaliser, et l'on songe à en faire une colossale pour un résultat incertain, problématique, et qui n'apporte à la distribution des eaux qu'un changement insignifiant, qui n'est, en un mot, qu'une superfétation. Septième erreur.

Franchement, la main sur la conscience, un projet si diamétralement opposé au sens commun apparaît à l'esprit de tout homme sensé qui réfléchit froidement et sans passion, comme une conception véritablement malheureuse. Chercher à faire prévaloir une pareille idée, s'attacher à défendre une si mauvaise cause, assurément ce n'est pas là le fait d'un hygiéniste, ni d'un hydrographe, ni d'un économiste. Pour nous, dans l'intérêt des humbles budgets de province, qui ont bien d'autres choses à penser, nous désapprouvons une mesure qui, dans l'espèce, n'a pas de raison d'être, et dont les dépenses exorbitantes entraîneraient à coup sûr, dans un temps donné, la banqueroute.

Non, il n'est pas nécessaire d'aller chercher au loin des difficultés, ou d'en créer quand il n'en existe pas. En toutes choses, le plus simple est souvent le meilleur; et, bon gré mal gré, on finit toujours par y revenir. Qu'on soit bien convaincu qu'on doit et qu'on peut, en fait d'eau potable, concilier l'économie et la commodité avec la pureté et l'abondance. Or, que faut-il pour cela? Peu de chose. Adapter aux bons puits une pompe aspirante, non pas simple, mais double, comme un fusil à deux coups, c'est-à-dire n'ayant qu'un seul balancier pour faire mouvoir les deux pistons; ensuite, c'est de faire, au-dessous, un bassin de 10 mètres, divisé en deux compartiments de 5 mètres chacun, répondant à chaque bouche de pompe et servant exclusivement, l'un à l'alimentation, l'autre à tous les autres besoins divers. Chaque coup de balancier donnerait ainsi 4 litres d'eau à la seconde; et, véritablement, pour emplir deux seaux à la fois, soit en pompant, soit en puisant, il ne faudrait pas un temps bien long.

Cette simple et logique innovation, loin d'enlaidir, embellirait les villes et serait d'un prix très-minime qui n'excéderait pas quelques milliers de francs. On pourrait, d'ailleurs, à titre d'essai, ne créer d'abord qu'un seul square d'eau. Puis, si l'on en reconnaissait les avantages, on pourrait, d'année en année, en multiplier le nombre. De la sorte, cela coûterait très-peu de chose aux petites villes. Elles n'auraient ni impôt à créer, ni emprunt à ouvrir; et l'équilibre de leurs budgets leur permettrait de satisfaire aux autres exigences du service sans être gênées, et au fur et à mesure qu'elles se présentent.

PLAN D'UN BASSIN

CONTENANT DIX MÈTRES CUBES D'EAU ET ALIMENTÉ

PAR UNE DOUBLE POMPE ASPIRANTE.

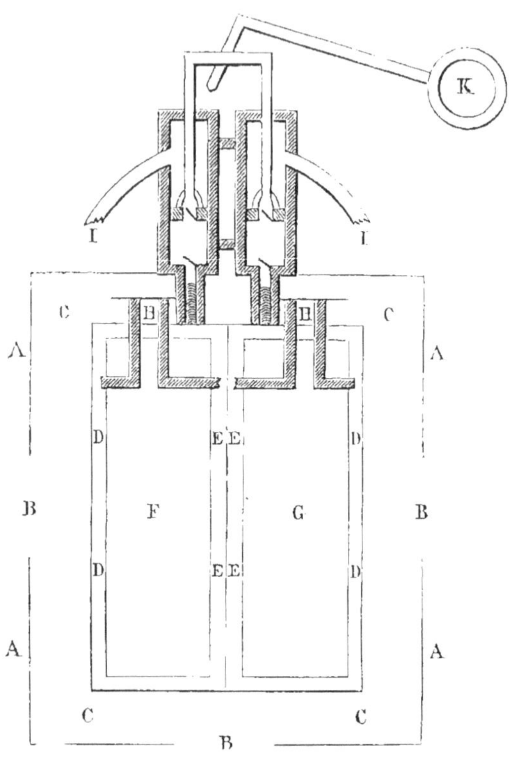

A. Barrière de 1 mètre de haut, entourant le bassin.
B. Portes d'entrée.
C. Chemin circulaire.
D. Margelle du bassin.
E. Cloison séparant le bassin en deux parties.
F. Eau destinée à l'alimentation.
G. Eau destinée aux autres usages divers.
H. Barres de fer avec plateau pour poser les seaux.
I. Bouches des pompes jetant l'eau à chaque bassin.
K. Balancier faisant mouvoir les 2 pistons.

CONCLUSIONS

En conséquence des faits que nous avons rapportés dans le cours de ce travail et des considérations hygiéniques et économiques dans lesquelles nous sommes entré, nous croyons pouvoir tirer les conclusions suivantes que nous soumettons à qui de droit, avec respect et déférence :

1° Les eaux sont pour l'homme d'un emploi journalier. Elles lui sont en quelque sorte aussi nécessaires à sa vie physique que la religion à sa vie morale et que l'enseignement à sa vie intellectuelle.

2° Il faut qu'il y ait dans les campagnes et dans les villes des concessions d'eau publiques et gratuites.

3° Les eaux stagnantes étant très-dangereuses pour la santé de l'homme, les mares qui les contiennent doivent être supprimées de partout où il en existe.

4° En revanche, tous les villages de l'Empire doivent avoir de bonnes eaux et en quantité suffisante pour les besoins de chacun.

5 ° Pour atteindre ce but à peu de frais, il faut y établir, en plusieurs points, des puits avec pompes aspirantes, dont le nombre serait proportionné à celui des habitants.

6° A chaque pompe doit être annexé, comme cela se voit dans presque toutes les villes et villages de la Suisse, un bassin pouvant contenir de 5 à 10,000 litres d'eau, bassin qui pourrait aussi servir de lavoir pour le blanchissage, et à alimenter les pompes en cas d'incendie. Cette innovation concilierait la salubrité et l'utilité.

7° On pourrait adopter pour les villes le même système hydraulique. Cette réforme concilierait l'utilité et l'économie.

8° Quant à l'emmagasinement des eaux, aux appareils d'ascension et de filtration, aux bornes-fontaines et aux concessions d'eau à domicile, les dépenses très-onéreuses que cela occasionnerait sont absolument inaccessibles aux modestes budgets des petites villes.

Tel est le travail d'hygiène que nous avions à cœur
de soumettre au Sénat. La crainte de fatiguer son attention, d'abuser de ses moments, et d'importuner sa
bienveillance, nous avait fait hésiter longtemps à lui
adresser ce mémoire. Mais les marques d'intérêt et les
témoignages d'estime que plusieurs membres éminents
de cette auguste Assemblée nous ont donnés, ont fait
taire nos scrupules. Nous devons dire aussi que, en ré-
digeant ce travail, nous avons parlé en général, et nous
n'avons pas eu en vue plutôt telle ville que telle autre,
si ce n'est pourtant dans les trois dernières pages. —
Puisse cet écrit, conçu dans un but philanthropique et
poursuivant l'intérêt général des populations, être ac-
cueilli avec indulgence par les personnages illustres
auxquels il est adressé? L'éclat des discussions sénato-
riales, l'ampleur des débats, le soin extrême avec lequel
toutes les questions sont approfondies et traitées; en un
mot, toute cette splendeur oratoire, qui est la plus belle
auréole de gloire dont la France orne son front, comment un spectacle si grandiose n'exciterait-il pas l'admiration? Trois fois déjà, humble et obscur membre de
la grande famille nationale, nous avons travaillé pour
la moralisation du peuple et le bonheur de nos sem-

blables, et nous n'avons pas craint, guidé par l'amour
du bien public et marchant sous ses auspices, de faire
discuter nos idées par la première Assemblée de l'Empire.
Aujourd'hui, le même mobile nous guide encore. Inti-
mement convaincu qu'il faut faire le bien pour le bien,
et même rendre le bien pour le mal, nous ne redoutons
ni les injures de l'envie, ni les morsures de l'ingratitude. Nous nous efforcerons toujours de nous rendre
utile à nos concitoyens. Se dévouer pour les autres, ce
n'est pas une erreur. Le contentement de soi-même en
est la plus douce des récompenses.

Rethel, 1er octobre 1863.

A. Parent, imprimeur de la Faculté de Médecine, rue Mr-le-Prince, 31.

Paris. — Typ. A. PARENT rue Monsieur-le-Prince, 31.